CONTRIBUTION A L'ÉTUDE

DU

REDRESSEMENT BRUSQUE

DES GIBBOSITÉS POTTIQUES

PAR LA MÉTHODE DE CALOT

PAR

Le Dr Paul ARSAC

Ancien Externe des Hôpitaux de Lyon.

LYON

A REY, IMPRIMEUR-ÉDITEUR DE L'UNIVERSITE

4, RUE GENTIL, 4

1900

CONTRIBUTION A L'ÉTUDE

DU

REDRESSEMENT BRUSQUE

DES GIBBOSITÉS POTTIQUES

Par la méthode de Calot

CONTRIBUTION A L'ÉTUDE

DU

REDRESSEMENT BRUSQUE

DES GIBBOSITÉS POTTIQUES

PAR LA MÉTHODE DE CALOT

PAR

Le Dr Paul ARSAC

Ancien Externe des Hôpitaux de Lyon.

LYON

A. REY, IMPRIMEUR-EDITEUR DE L'UNIVERSITE

4, RUE GENTIL, 4

1900

Au moment de terminer nos études médicales, nous nous faisons un devoir de remercier ici nos maîtres de la Faculté et des Hôpitaux.

M. le professeur Fochier a bien voulu accepter la présidence de notre thèse, nous lui sommes profondément reconnaissant de l'honneur qu'il nous fait.

M. le professeur agrégé Nové-Josserand, chirurgien des Hôpitaux, a particulièrement droit à notre gratitude. Pendant notre passage dans son service comme externe, il fut pour nous un maître indulgent et plein d'attention. Pour notre thèse, il a bien voulu nous permettre de publier les résultats que lui avait fournis la méthode de Calot pour le redressement brusque des gibbosités pottiques : si ce bien modeste travail a quelque valeur, c'est à lui qu'en revient tout le mérite. Pour le mener à bien, il ne nous a ménagé ni son temps ni ses conseils.

Merci aussi à M. le professeur Bondet de la grande bienveillance qu'il nous a témoignée.

M. le Dr Vinay, professeur agrégé à la Faculté de médecine, ex-médecin accoucheur des Hôpitaux, a bien voulu nous ouvrir pendant dix mois les portes de son service à la Maternité ; nous n'oublierons pas ses sages conseils et son amabilité à notre égard.

Nous remercions aussi MM. les Drs Jaboulay et Rollet, professeurs agrégés, chirurgiens des Hôpitaux, pour leur bienveillance.

Nous n'aurions garde d'oublier nos maîtres de l'école de Toulon : M. Souvaire, pharmacien principal de la marine, nous a prodigué les témoignages d'une affectueuse sympathie, qu'il nous soit permis de lui offrir ici l'hommage de notre respectueuse reconnaissance. Merci encore à M. E. de Pampelonne, capitaine de vaisseau, pour les services qu'il voulut bien nous rendre et l'accueil cordial que nous trouvâmes toujours chez lui.

Notre ami L. Reynaud, agrégé d'allemand, avait bien voulu se charger de nos traductions ; des circonstances particulières ne le lui ont pas permis ; nous ne l'en remercions pas moins.

Merci aussi à notre ami Cotte, externe des Hôpitaux, pour ses superbes clichés.

Nous prions nos amis, ceux surtout qui, pendant cinq ans, ont partagé notre vie d'étudiant, de nous conserver leur affectueuse estime. Le Dr M. Bayle nous a aidé dans la rédaction de notre travail : il a bien mérité notre reconnaissance.

REDRESSEMENT BRUSQUE

DES GIBBOSITÉS POTTIQUES

Par la méthode de Calot

CHAPITRE PREMIER

INTRODUCTION

La gibbosité pottique a été pendant très longtemps, et jusque dans ces dernières années, considérée par de nombreux chirurgiens comme l'élément indispensable de la guérison de la lésion vertébrale. En permettant le contact des corps vertébraux érodés, en comblant les cavités suppurantes, elle rendait possible la consolidation du rachis. L'inflexion vertébrale était le phénomène « favorable », « le premier pas vers la guérison », il fallait donc la ménager à tout prix. C'était l'opinion de Nélaton, qui qualifiait « d'*irrationnelle* toute tentative propre à s'opposer à sa production ».

« La formative de la gibbosité, dit Chassaignac, c'est-à-dire l'affaissement des corps vertébraux, semble donc être le *sine qua non* de la réparation des désordres que produit le mal de Pott, et toute tentative tendant à empêcher la déviation ou à la redresser par des moyens mécaniques paraît contraire au vœu de la nature. »

Dans son article de l'*Encyclopédie internationale*, Trèves estime de son côté la gibbosité nécessaire à la guérison et, pour lui, « vouloir redresser la colonne est une manœuvre de rebouteur ».

Et Kirmisson d'ajouter : « Le malade guérit au moyen de la gibbosité qui s'est produite. »

Cependant beaucoup de chirurgiens n'étaient pas disposés à voir dans la gibbosité cette *condition sine qua non* de guérison dont parle Chassaignac. S'ils n'osaient pas chercher à la corriger, ils pensaient du moins qu'on doit s'efforcer de la prévenir. Aussi, depuis longtemps, le traitement du mal de Pott a-t-il été orienté dans ce sens et en est-on arrivé à cette notion générale que l'élément primordial du traitement du mal de Pott est le *décubitus* qui décharge le rachis, réduit au minimum l'affaissement vertébral, et s'oppose le plus possible à l'accroissement de la gibbosité. On était déjà bien loin de la *gibbosité nécessaire*.

Mais celle-ci étant produite, faut-il la respecter? Voilà un autre côté du problème. Sur ce point, la grande majorité des chirurgiens était jusqu'à présent d'accord pour répondre par l'affirmative. « Si nous conseillons l'emploi d'appareils destinés à soutenir la colonne vertébrale, à maintenir son immobilité, nous proscrivons au contraire, d'une manière formelle, tous les appareils qui ont été proposés pour obtenir le redressement de la gibbosité, soit au moment où elle se produit, soit lorsqu'elle date déjà d'un temps plus ou moins long. Dans l'un et dans l'autre cas, tenter le redressement de la colonne vertébrale est *irrationnel et dange-reux* (Follin et Duplay).

Le professeur Lannelongue lui-même estime ces manœuvres de redressement graves et dangereuses, ne donnant que des résultats fort limités.

« Quand la déformation s'est produite, ajoute Kirmisson, *il serait inutile et même dangereux* de chercher à l'atténuer par des manœuvres de redressement, on courrait risque de réveiller ainsi le travail inflammatoire. »

Cependant, dès les temps les plus reculés, des tentatives avaient été faites pour tenter le redressement des gibbosités pottiques ; d'abord par des méthodes grossières dans lesquelles on ne craignait pas d'employer une certaine force. « Il m'est arrivé, raconte Hippocrate, le malade étant couché sur le dos, de mettre sous la gibbosité une outre non gonflée et d'insufler, à l'aide d'un soufflet de forge, de l'air dans cette outre sous-jacente, mais cet essai ne m'a pas réussi.

Oribase se servit d'un appareil analogue, mais le compliquant d'un levier à refoulement.

François Ranchin le copia plus tard quand il s'efforça de redresser Mme de Montmornency dont la bosse était due « à la luxation de deux vertèbres par un catarrhe tombé du cerveau sur l'épine ». La *presse à linge* dont il se servit ne lui donnant aucun résultat, malgré la suffocation imminente de sa malade, « il trouva bon *d'employer un cric,* et sa malade ne le trouva pas mauvais » (Viart).

Au cours de ces deux derniers siècles, on a cherché

à réaliser le redressement d'une façon plus scienti-
fique.

Deux tendances cependant se font jour. Les uns,
prudents à l'extrême, proscrivent toute manœuvre de
force ; le *décubitus* dorsal ou ventral leur suffit : ils ne
tentent rien au delà. Les autres, au contraire, ont
moins peur de toucher aux gibbeux : tantôt au décubitus ils ajoutent des pressions exercées sur la bosse à
l'aide de lits mécaniques, ou bien l'extension soit continue soit intermittente et faite avec une certaine force.
Ainsi agissent Harrison, Bampfield, Samuel Hare et
Annesburg en Angleterre, Jœrg et Wenzel en Allemagne, Pravaz, Marjolin, Jacquier, Delpech, Bouvier en
France.

Tantôt encore, c'est le poids du corps, agissant pendant la suspension verticale qui sert d'agent de réduction ; c'est la méthode de Sayre. Celle-ci vulgarisa la
contention par l'appareil plâtré permettant au malade
de marcher et de vivre au grand air.

Mais, malgré tout, on restait loin des hardiesses
modernes. C'est seulement dans le cours de ces dernières années qu'avec Chipault, en 1893, et la retentis-
sante communication de Calot en 1896, la question du
redressement des gibbosités pottiques par l'emploi de
manœuvres de force, s'est posée d'une façon précise.

De suite des débats passionnés se sont élevés, et la
nouvelle méthode a trouvé, dès son apparition, une
opposition très vive, bien justifiée, d'ailleurs, par les
exagérations dont leurs auteurs eux-mêmes ont fait jus-
tice plus tard. Mais elle a cependant suscité des re-
cherches nombreuses, cliniques et thérapeutiques, de

la part de ceux qui ne lui ont pas opposé une négation *a priori*. Un peu partout réduite à ce qui en constituait la partie raisonnable, elle a été essayée, et aujourd'hui la discussion est ouverte sur sa valeur définitive.

Nous n'avons pas la prétention de trancher cette question : il faut pour cela des documents plus nombreux et plus anciens que ceux dont nous avons pu disposer. Nous nous proposons seulement d'apporter quelques faits pour servir à l'étude de la valeur de cette méthode. Ceux-ci, exposés en toute sincérité, donneront peut-être une idée de ce qu'on peut obtenir.

Nous avons fait dans notre travail une petite place à la photographie; mieux que toute description elle fera ressortir quelques-uns des résultats.

CHAPITRE II

DE LA MÉTHODE DE CALOT

La méthode de Calot comprend deux temps :

La réduction de la gibbosité,

L'immobilisation dans un appareil plâtré.

Pour effectuer la réduction, voici comment il procède : l'enfant endormi au chloroforme est retourné sur le ventre. « Il est soutenu au-dessus de la table par deux aides qui saisissent, le premier, la tête, le deuxième, les membres inférieurs. Un aide supplémentaire est adjoint à chacun d'eux : l'un qui applique les mains sous le sternum et les clavicules, l'autre qui applique les mains sous le pubis ou même sous la région ombilicale. Les deux premiers aides tirent à eux fortement comme s'ils voulaient allonger le tronc (et ils l'allongent en réalité) et secondés par les deux autres, portent ensuite en haut les deux extrémités de l'arc rachidien, comme pour l'infléchir en arrière. Pendant ce temps mes mains, appliquées directement sur la gibbosité, exercent en ce point une pression extrêmement vigoureuse, allant peu à peu jusqu'à l'extrême limite de mes forces, en procédant avec méthode jusqu'à ce qu'enfin les vertèbres déplacées soient rentrées de niveau et même au-dessous des vertèbres voisines. L'on perçoit sous la main et l'on entend même quelquefois des craquements osseux qui témoignent du désengrènement des deux segments rachidiens et du glissement des vertèbres les unes sur les autres.

Le plus souvent, Calot fait précéder la réduction de la résection des apophyses épineuses saillantes. Il fait sur la ligne médiane, ou un peu en dehors de cette ligne médiane, au niveau de la gibbosité, une incision longitudinale. Arrivé sur la crête apophysaire, au moyen d'un détache-tendon, il la met à nu, en ayant soin de pousser le soulèvement du périoste jusqu'au niveau des lames vertébrales. Ceci fait, les apophyses saillantes sont réséquées. Si le segment cutané qui recouvre la gibbosité est épaissi, si une bourse séreuse s'est formée, on l'enlève et l'on fait immédiatement après la suture de la plaie au catgut.

Quand la gibbosité résiste à la pression vigoureuse de Calot, si, en d'autres termes, elle est ankylosée, le procédé change. Ce n'est plus une réduction que propose le chirurgien de Berck, mais une véritable résection cunéiforme du rachis. « Cette résection cunéiforme de la colonne vertébrale, dit-il dans sa communication, je l'ai pratiquée deux fois. Dans le premier cas, j'ai enlevé sur la partie postérieure du rachis près de trois vertèbres; dans le second, une, avec les côtes correspondantes (ou tout au moins leur moitié postérieure), si bien que, dans le premier cas, la moelle s'est trouvée dénudée sur une longueur de 5 à 6 centimètres. » Enfin la réduction est achevée : la gibbosité s'est effacée sous la violence de la pression ou bien elle a cédé à la force meurtrière du ciseau froid ; il importe maintenant d'assurer ce redressement et la guérison de la maladie par l'immobilisation la plus complète de la colonne vertébrale. Pour cela, Calot applique d'épaisses couches de ouate et, toujours endormi dans le décubitus abdominal, l'enfant est enserré dans un vaste appareil plâtré circulaire englobant la tête et le bassin. L'appareil est laissé en place trois mois et on le renouvellera dans les mêmes délais jusqu'à la guérison complète et définitive.

Ajoutons à tout cela que Calot ordonnait à ses malades la marche et la vie au grand air aussitôt que le permettaient les circonstances, dans un délai allant de six à quinze jours après l'opération.

Peu de temps après cette communication, Chipault, de Paris, réclamant pour lui la priorité du procédé du redressement brusque en un temps sous le chloroforme des gibbosités pottiques, protestait violemment, dans plusieurs articles, contre ce qu'il appelait les *modifications malheureuses* que Calot avait apportées à sa méthode. En fait, Chipault avait dès 1893 pratiqué ce redressement brusque ; mais son procédé différait sensiblement de celui de Calot. Il pourrait se résumer ainsi : réduction sous chloroforme par extension et contre-extension pratiquées par deux aides, l'un tirant sur la tête, l'autre sur les pieds, ligatures apophysaires au moyen d'un fil d'argent, immobilisation sur une planche matelassée au moyen de courroies et de plaques fixatrices.

Mais Chipault admettait deux grandes classes de gib-

bosités. Dans les premières, l'affection date de longtemps, le processus pathologique est complètement
éteint : la guérison est faite ; il y a ankylose solide.
Celles-là il faut les respecter, sauf à avoir recours dans
quelques cas à la résection des apophyses épineuses.

Dans les secondes : la maladie est relativement récente, de trois mois à un an, encore en évolution ; la
gibbosité a plutôt de la tendance à s'accroître, pas
l'ombre d'ankylose.

Pour celles-là, Chipault admet et préconise le
redressement, mais à la condition seulement que la gibbosité soit de faible volume, qu'elle ne soit pas une
« anse de pot », qu'il n'y ait ni abcès, ni paralysies.
Encore faut-il que le malade soit un enfant. Aussi
reproche-t-il à Calot *ses manœuvres brutales et témé-
raires*, ses pressions violentes sur la gibbosité (car,
dit-il, « toutes les gibbosités pottiques non ankylosées
que j'ai réduites se sont, sous le chloroforme, déroulées
sans le moindre effort et sans le moindre bruit »), son
mépris de toute contre-indication, et enfin la résection
des apophyses épineuses. « Cette résection est mauvaise, dit-il, parce qu'elle est contraire aux données de
l'anatomie pathologique ».

Peut-être sous l'influence des justes critiques qui lui
étaient faites, Calot modifia bientôt son procédé primitif. Tout d'abord il renonce à sa résection des apophyses épineuses. Au lieu de quatre aides, six sont
nécessaires, mais uniquement destinés aux tractions :
la réclinaison était faite au moyen de supports mobiles
sur un lit spécial. En outre apparaissait un élément
nouveau, la fronde occipito-mentonnière, reproduction,

au moyen d'une bande de toile que l'on pouvait laisser sous le plâtre, de l'appareil à suspension de Sayre. Les deux extrémités de cette fronde étaient fixées à la pièce métallique transversale de l'appareil de Sayre, et c'était par l'intermédiaire de cette dernière que s'effectuaient les tractions sur la tête. Cette façon de faire devait faciliter l'anesthésie en relevant le maxillaire inférieur.

D'autre part, la fronde avait surtout pour but la *suspension*, et c'est dans cette position « très haute », comme l'appelle Calot, qu'est confectionné l'appareil plâtré.

D'autres modifications postérieures, énoncées par Calot au Congrès de Moscou, atténuent considérablement la violence de son procédé primitif. Il ne parle plus ici de *pression extrêmement vigoureuse allant jusqu'à l'extrême limite de ses forces*, mais, au contraire : « Il faut avancer lentement et prudemment. Quelques chirurgiens sont allés trop loin dès le début de leur pratique. Ma technique primitive avait paru demander trop de force, je l'ai modifiée de point en point. » Et il conseille de demander beaucoup plus à la traction qu'à la pression : « Une traction de 3o à 8o kilogrammes exercée pendant quelques secondes et suivie immédiatement de l'application des pouces d'un assistant, de chaque côté des apophyses épineuses saillantes, pour faire une pression de 1o à 4o kilogrammes : et, c'est tout, le redressement est fini. » Quelques accidents anesthésiques s'étant produits dans la position « tête haute » (cas de Malherbe, de Brun, de Jonnesco), on construit l'appareil plâtré de ce décubitus horizontal.

De plus Calot reconnaît que, s'il y a des cas où le redressement *complet* doit être cherché, pour les gibbosités peu volumineuses et peu anciennes, il en est d'autres, gibbosités très volumineuses et encore en évolution, où l'écartement antérieur produit par le redressement serait trop grand (travaux de Ménard) ; dans ce cas, il conseille non pas l'abstention, parce que s'abstenir c'est consentir à un effondrement plus grand du rachis, mais le redressement partiel, progressif, « qui donne des améliorations notables ».

Au point de vue des gibbosités volumineuses et ankylosées, le meilleur serait encore, d'après lui, la section à ciel ouvert de la colonne vertébrale, mais « cette question encore à l'étude lui semble devoir être réservée. Si les parents supplient de faire quelque chose, on fera la résection des apophyses épineuses, et l'on sentira un redressement lent et progressif en mettant à profit l'élasticité des disques intervertébraux assez grande chez les jeunes enfants ».

Calot avait donc raison de dire qu'il avait modifié sa technique de « point en point ». Dans le procédé actuel on aurait peine à reconnaître l'ancien. Mais, si nombreuses et si importantes qu'aient été ces modifications, il comportait encore, au cours de ses deux temps, et au gré des chirurgiens qui le pratiquaient, d'assez gros inconvénients. Aussi allons-nous le voir considérablement remanié

Modifications apportées à la technique du redressement.

Dans son procédé primitif, Calot, avant de réduire la gibbosité, faisait la résection des apophyses épineuses saillantes. Cette résection avait pour but de contribuer au résultat orthopédique, de faciliter la plus complète adaptation du corset plâtré et de le rendre plus supportable, et enfin d'éviter les escarres, si fréquentes au sommet de la gibbosité. Un autre avantage résidait dans l'avivement simultané du périoste. « Si on pique le périoste, dit Ollier, si on le décolle avec un poinçon, il se produit une petite tumeur à ce niveau ; les éléments de la couche ostéogène prolifèrent et se multiplient. Si le décollement est considérable, et l'irritation plus forte, il se forme un noyau de cartilagineux, et, en définitive, une masse osseuse. » Les expériences de Rayer qui enfonçait une épingle dans un tendon ou un ligament et obtenait ainsi un noyau d'ossification, venaient aussi à son appui. Calot a d'ailleurs observé cette ossification périostée chez ses malades à la suite de la résection.

Nové-Josserand fait cette résection sur des chiens et constate le même fait.

Nous ne l'avons pas trouvée bien nette chez nos malades ; cependant dans deux cas nous avons senti sous la cicatrice une plaque dure, mais il faudrait un contrôle anatomique pour trancher cette question.

Plus tard, la résection des apophyses épineuses fut l'objet de critiques assez vives de la part de Chipault,

Jonnesco, Regnault et Ménard. Si, disent ces auteurs, la consolidation du rachis redressé doit se faire par ossification de l'arc postérieur, cette résection est un non-sens puisqu'elle doit nécessairement affaiblir la résistance de cet arc postérieur et diminuer les chances d'ossification.

D'autre part elle est inutile parce qu'elle complique l'opération sans ajouter beaucoup au résultat ortho-pédique.

Cependant plusieurs chirurgiens l'ont conservée : Phocas estime qu'elle aide à la réduction en affaiblissant la colonne vertébrale et en pratiquant une large ténotomie. Contrairement à Ménard il pense que, sans être énorme, la part que prennent les apophyses épineuses à la constitution de la gibbosité n'est cependant pas négligeable. Ayant remarqué que chez trois de ses malades, dont la plaie avait suppuré, l'ossification avait marché plus vite, il cherche maintenant l'irritation de la plaie et sa guérison par bourgeonnement, en la bourrant de gaze iodoformée et en la suturant partiellement par-dessus.

Vulpier fait aussi la résection et s'en trouve bien.

Nous dirons plus loin que M. Nové-Josserand continue également de faire la résection des apophyses épineuses. Il ne lui a pas semblé que cette opération exerce sur la résistance du rachis l'influence néfaste qu'on a dite, et d'autre part, si son utilité est souvent faible ou même nulle, au point de vue de la diminution du volume de la bosse, par contre, elle est le plus souvent absolument nécessaire si l'on veut appliquer un corset bien adapté et bien contentif sans trop risquer des escarres.

Pour Bilhaut, il faut la faire sous-périostée, en conservant le ligament inter-épineux. Mais au cou et à la région lombaire, il lui préfère la ligature.

Par contre, Chipault préconise, une fois la réduction faite, la ligature de ces apophyses avec des fils d'argent, de soie, des griffes à cyphose plus tard. Quoi qu'en pense le chirurgien de Paris, il est permis de douter que cette ligature facilite beaucoup la contention orthopédique ou même l'abrège, qu'elle donne au rachis une résistance à la flexion double de celle d'un rachis normal. Et cela parce qu'au petit volume des apophyses épineuses s'ajoute leur extrême friabilité, à tel point que Chipault a vu lui-même ses fils passer à travers. En outre, ces apophyses épineuses sont, comme on l'a justement fait observer, un bras de levier bien faible pour supporter seules le poids des parties antérieures et les efforts dont sont coutumiers les membres thoracique (Wiart). Au surplus, le tassement postérieur observé par Calot et d'autres auteurs les rend inutiles.

Delcroix, de Bruxelles, ne fait ni résection ni ligature, mais aux dépens des apophyses épineuses saillantes, il détache des lambeaux périostés largement adhérents à la vertèbre, et les fixe d'une apophyse épineuse à l'apophyse épineuse immédiatement inférieure. Il aurait obtenu ainsi, dans un cas, une plaque osseuse très manifeste.

Après la résection des apophyses épineuses, si on la pratique, suit immédiatement la réduction de la gibbosité. Ici interviennent deux facteurs : les tractions et la pression sur la gibbosité. Nous avons vu que Calot au début disposait de quatre aides : six ou huit étaient nécessaires plus tard. C'était là un très gros inconvénient. Mais le principal défaut était dans l'irrégularité fatale des tractions opérées par les aides. « Celui qui tire sur la tête a un bon point d'appui avec la fronde, mais les autres !... La force mise en œuvre est inégale, aveugle, excessive au début, diminuant avec la fatigue des opérateurs. » (Villemin.)

Lange, en Allemagne, en fit la première observation ; mais Jeannel, en France, y insista particulièrement. Il crut pouvoir corriger ce qu'il y avait de défectueux dans les tractions opérées par les aides, au moyen de moufles qui devaient exercer des tractions plus régulières, progressives, sans variations brusques, réglables à volonté au moyen de dynamomètres. Les tractions s'exerçaient sur la crête iliaque en arrière, sur la tête et les aiselles en avant ; deux aides tiraient la corde des moufles doucement et régulièrement.

Jonnesco, peu de temps après, employait aussi des mouffles et se félicitait des bons résultats, qu'il disait dus à la continuité et à la régularité de la traction, une traction de 45 à 50 kilogrammes étant toujours suffisante. Contrairement à Jeannel et plus fidèle en cela aux enseignements de Calot, en avant il se contentait d'exercer une traction céphalique.

Malgré les bons résultats que donnait cette traction au moyen de moufles, beaucoup de praticiens la jugèrent encore trop saccadée, trop sujette aussi aux variations brusques.

Aussi, avec Redard, en France, Lange et Vulpius,

en Allemagne, apparaît *la vis à traction*, qu'avait ima-
ginée Lorenz pour la réduction des luxations congéni-
tales. L'appareil de Redard comprenait trois vis, l'une
agissant sur la tête au moyen de la fronde occipito-
mentonnière, les deux autres sur les jambes par l'intermédiaire de guêtres. Un coussin pour les cuisses, un
support rembourré pour la partie supérieure du thorax
étaient mobiles sur l'appareil. La force employée était
de 20 kilogrammes en moyenne, montant jusqu'à 5o
kilogrammes chez les adolescents.

Vulpius n'emploie qu'une vis, qui agit sur les pieds.
La tête est fixée à la partie antérieure du lit par une
sorte de bonnet en tissu serré et résistant.

L'appareil de Lange est plus compliqué, mais encore
ici une seule vis y est adaptée. La tête est fixée à la
partie antérieure de l'appareil, la traction s'exerce en
arrière, sur le bassin.

Bilhaut se contentait au début de la suspension par
les pieds, « position tête basse ». Si le poids du corps
n'était pas suffisant pour effacer la gibbosité, il faisait
faire de légères tractions sur la tête par l'aide chargé de
l'anesthésie. Mais au Congrès de Moscou, il a présenté
un appareil qu'il avait lui-même fait construire. Le
malade est allongé, le dos en haut. Les deux extrémités du corps sont fixées, l'une en avant, l'autre en
arrière de l'appareil. Une vis placée au centre permet
d'exercer une traction d'égale force sur la tête et sur
les membres inférieurs (Bilhaut).

Au 27ᵉ Congrès allemand de chirurgie, Lorenz, après
avoir repoussé les manœuvres de Calot touchant ce
redressement, comme trop violentes et dangereuses,

déclare qu'il s'est efforcé d'obtenir ce redressement par des moyens doux et avec des forces mesurables. Son appareil est formé de deux solides montants, reliés en haut par une barre de fer. Le sujet est suspendu entre les montants, dans la position horizontale et le dos en haut, par la tête et les pieds. Des tractions réglables sont exercées au moyen d'écrous.

Schede, au même congrès, présente un appareil construit d'après ses indications. Mais si le dispositif varie, le principe des tractions reste le même. Kümmel a adopté l'appareil de Schede, il s'en est bien trouvé.

De tous ces appareils, on pourrait peut-être dire qu'ils sont plutôt théoriques que pratiques. Hoffa les estime parfaitement inutiles : rien ne vaut pour lui la main des assistants. Et comme preuve de leur inutilité pratique, nous ne voulons citer que le fait suivant : Phocas, de Lille, avait fait construire avec M. Vaucaumherberghe une table analogue à celle de Redard et à celle que Calot a présentée au Congrès de Moscou. Dans un article paru en mars 1898, il déclare franchement qu'il n'a pas voulu s'en servir, craignant les alertes chloroformiques. A ce point de vue, leur inutilité peut en effet devenir dangereuse.

Quel que soit le mode de traction adopté, il reste généralement insuffisant à la réduction complète de la gibbosité, si la pression directe sur celle-ci ne vient pas s'y ajouter. Quelle doit donc être la pression ?

Calot, tout au début, la préconisait extrêmement vigoureuse, limitée seulement par la force musculaire de l'opérateur. Mais au Congrès de Moscou, il a modifié sa technique ; il demande beaucoup plus à l'exten-

sion par traction. Celle-ci obtenue à un degré suffisant,
l'application des pouces d'un assistant, de chaque côté
des apophyses épineuses saillantes, suffit ordinairement.

Cette deuxième opinion est restée celle de tous les
opérateurs ; il importe, en effet, de traiter avec la plus
grande douceur possible le rachis ramolli, érodé, détruit
par la tuberculose.

Pour Jeannel, cette pression doit être légère ; il estime
même qu'on peut arriver à la mesurer au moyen d'un
dynamomètre.

Kümmel s'élève avec force contre toute pression vio-
lente, il cite un cas où l'enfant est resté trois jours dans
le coma, à la suite de manœuvres trop brutales.

Hoffa, après avoir rappelé que des cas de shock
se sont produits, déclare que le but unique de la pression doit être l'exagération de la lordose produite
par l'extension ; encore ne doit-on l'employer que
pour les gibbosités déjà anciennes, datant d'un à
trois ans.

Phocas, tout en faisant jouer un rôle plus important
à la pression directe, déclare mauvaise toute manœuvre
de force ; il faut s'en tenir aux premiers efforts ; si la
gibbosité résiste et ne s'efface pas complètement, il faut
passer outre sans insister.

Tout comme Hoffa, Lange est d'avis qu'on ne doit
pas mettre son point d'honneur à faire disparaître toute
trace de gibbosité. Si celle-ci résiste à un redressement
mené avec douceur, on doit se contenter d'améliorer
la direction de la colonne vertébrale en produisant des
courbures de compensation.

Lorenz exerce cette pression directe au moyen d'une pelote fixée à la barre horizontale qui réunit les deux montants de son appareil, et réglable, tout comme les tractions, au moyen d'un écrou.

Tous ces auteurs, en même temps que Noble Smith, Wolff, Karewsky et la plupart des chirurgiens qui pratiquent actuellement le redressement, s'accordent à dire que, loin de vouloir forcer une gibbosité qui résiste, il est préférable de tenter le redressement progressif en renouvelant de temps en temps les manœuvres. Ce redressement progressif a l'avantage, tout en procurant un excellent résultat orthopédique, d'éviter au malade les dangers que peuvent lui faire courir des manœuvres forcées (shock, accidents paralytiques, rupture d'abcès, caverne trop grande ne pouvant être comblée par un col osseux).

Tout ce que nous venons de dire se rapporte uniquement, cela va sans dire, aux gibbosités non ankylosées, quel que soit leur degré et leur ancienneté. Nous ne suivrons pas Calot dans son traitement chirurgical des gibbosités ankylosées. Si merveilleux qu'aient pu être les résultats immédiats, nous sommes loin d'être édifiés sur les résultats consécutifs. Calot a reconnu, d'ailleurs, au Congrès de Moscou, que cette section à « ciel ouvert » de la colonne vertébrale devait être réservée. Et c'est aujourd'hui l'opinion générale.

La réduction achevée, reste *l'immobilisation* du rachis dans sa nouvelle direction. Et ce temps de l'opération n'est peut-être pas le moins important. Calot y attachait une valeur capitale. C'est d'une bonne immobilisation que dépend en effet tout le succès du résultat final. Et pour cela il faut que cette immobilisation, que la contention exercée par l'appareil soient parfaites, au risque de voir la gibbosité se reproduire aussitôt.

L'appareil de Calot consistait en un vaste appareil plâtré, à la Sayre, mais englobant le bassin et la tête. Nombre d'opérateurs hésitèrent avant d'imposer semblable « carcan » au malade. Quelques-uns (Bilhaut, Jeannel, Phocas) pensèrent que dans certains cas, pour une gibbosité lombaire tout au moins, un corset de Sayre devait suffire.

Malgré les critiques, Calot ne changea en rien sa façon de faire. Le corset plâtré, tel qu'il le comprenait, avait deux buts à remplir : immobiliser complètement la colonne, décharger les corps vertébraux malades. Et ces deux buts il ne pouvait les atteindre qu'en prenant un point d'appui sur le bassin d'un côté, sur la nuque et la tête d'autre part. C'est ce que Lang s'est efforcé de démontrer au moyen d'un petit appareil assez ingénieux représentant la colonne vertébrale. D'autre part, Schanz ne dit-il pas : « Le premier principe de la construction d'un appareil orthopédique consiste tout d'abord à prendre sur le corps un point d'appui qui soulage la partie malade, règle fondamentale qui doit être suivie strictement, sous peine de voir l'appareil rejeté comme absolument sans valeur. » Le corset de Sayre ne répond pas à la règle fondamentale posée par Schanz; peut-être faut-il voir là-dedans la cause des insuccès qu'il a provoqués.

Les modifications apportées au corset de Calot sont

plutôt des modifications de détail. La grande partie des opérateurs appliquent l'appareil plâtré dans la position horizontale, le patient soutenu à la hauteur voulue par des moufles ou des vis à traction. Bilhault et Serassort ont proposé la position « tête basse », c'est-à-dire la suspension par les pieds. Nous avons vu quelques chirurgiens qui se contentaient d'appliquer un corset de Sayre : Jeannel et Bilhaut. Brun fait de même, mais il ajoute au corset plâtré une minerve en cuir moulé. Phocas se contente d'enrouler quelques bandes plâtrées autour du cou.

Comment protéger ces téguments contre le bandage plâtré? — Par d'épaisses couches de ouate, répond Calot. Mais cette ouate se tasse facilement : le corset devient rapidement trop ample et ne s'adapte pas aussi bien.

Bilhaut propose une mince épaisseur de coton, en plaçant au niveau de la gibbosité une grande quantité de coton élastique sur lequel on pourra serrer les bandes.

Sehede et Kümmel se sont bien trouvés d'un enveloppement au feutre. Sarenz applique directement sur la peau et sous le coton deux bandes de soie, sans couture, entourant tout le corps, destinées plus tard aux soins de propreté de la peau.

En passant en revue les diverses modifications apportées à la méthode de Calot par les chirurgiens qui l'ont pratiquée, nous avons omis volontairement de parler du manuel opératoire à M. Nové-Josserand. Nous allons l'esquisser rapidement.

MANUEL OPÉRATOIRE

Peu de décors : une longue et banale table d'opération, recouverte d'un coussin résistant ; pas de mouffles, pas de vis à traction. On confectionne au moyen d'une bande de toile large de 5 centimètres environ une fronde occipito-mentonnière que l'on adapte à l'enfant avant l'anesthésie. Celle-ci obtenue au moyen de l'éther, l'enfant est vivement retourné sur le ventre, sa tête dépassant en dehors la table d'opération, de façon à pouvoir permettre l'anesthésie.

Au niveau de la gibbosité, à 2 centimètres en dehors de la ligne médiane, incision longitudinale dépassant légèrement en haut et en bas le niveau des apophyses épineuses saillantes. Arrivé sur celles-ci, on détache le périoste avec beaucoup de précautions, et ce soulèvement périosté est prolongé jusqu'au niveau des lames vertébrales. La résection elle-même est opérée au moyen de la pince-gouge. L'hémostase est assurée par le tamponnement.

Aussitôt la résection opérée, on fait la suture de la plaie au catgut ; on saupoudre d'iodoforme et, par dessus, comme pansement, un peu de coton aseptique. Ceci fait, la paume de la main droite appliquée sur la gibbosité fait une pression modérée, tandis que le bras gauche, enserrant le sternum et sa clavicule, si la gibbosité est dorsale, fait un peu de réclinaison. Quelquefois, la réduction est assez facile pour ne demander qu'une très légère pression de la main, sans chercher autre chose. Mais il arrive aussi que la gibbosité est déjà un peu dure et résiste; dans ce cas, on fait de très légères tractions, aussi régulières que possible, sans secousses, sur la tête au moyen de la fronde, sur les bras et les pieds. Ces tractions ne sont pas prolongées, car si la gibbosité résiste aux tractions et à la pression modérée combinées, on passe outre. Le plus souvent, pendant que la pression s'exerce sur la gibbosité, quelques cra - quements fins sont entendus, et par l'opérateur et par les assistants.

Pour la confection de l'appareil plâtré, le malade est suspendu par la fronde à la pièce métallique transversale de l'appareil de Sayre. L'anesthésie est ordinairement prolongée jusqu'à la fin; elle est facile à faire et très bien supportée. Dans aucun cas Nové-Josserand n'a eu à déplorer un accident quelconque.

On enveloppe tout d'abord le thorax d'une mince étoffe de soie, par-dessus est disposée une très légère couche de coton hydrophile, mais on étend cette couche de coton sur le cou, les épaules et la racine des bras, la tête, en ne laissant à découvert que la face. Une pièce de papier en forme de T, préparée à l'avance, est alors placée de façon que la branche horizontale enserre le tronc, tandis que la verticale remonte contre le cou et la tête.

Aussitôt après commence l'enroulement des bandes, par le bassin d'abord, en remontant ensuite jusqu'à la tête. Pour aller plus vite et pour assurer à l'appareil

une plus grande solidité, on découpe à l'avance des
pièces de tartalane, de formes variées, composées de
huit à dix feuillets, et que l'on dispose là où la pression
sur le plâtre doit être plus forte, et aussi dans les
endroits où l'enroulement des bandes est moins facile.
Ces pièces de tarlatane sont trempées dans le plâtre,
comme les bandes, et appliquées sur les premiers tours
de celles-ci. On continue par-dessus elles l'enroulement.
L'appareil terminé, on laisse sécher, ce qui est l'affaire
de cinq à dix minutes, et on cesse l'anesthésie.

Le malade est alors placé en position horizontale,
couché sur le dos. De suite, avec de forts ciseaux, on
enlève la partie du bandage qui recouvre le menton et
la partie supérieure du cou, tandis que la tête est
encore fixée par la portion occipito-frontale de l'appareil. Cette précaution est rendue nécessaire par la
pression assez forte qui s'exerce sur la région sushyoï-
dienne par suite de la suspension, et qui est suffisante
à provoquer des escarres rapides et étendues. Puis,
on comble la brèche qu'on a ainsi créée au moyen
d'une attelle de tarlatane plâtrée qui s'applique exactement, laissant seulement la place nécessaire aux
manœuvres de mastication. Il est alors possible d'en-
lever la partie du bandage qui recouvre la tête et de
dégager les oreilles. Il suffit, en effet, pour remplir le
but, de conserver au niveau du menton et de la nuque
un point d'appui suffisant pour soutenir la tête, le reste
est inutile.

La suite du traitement est réglée de la manière suivante.
Les enfants sont en général tenus au lit pendant huit à
dix jours ; au bout de ce temps on commence à les faire

lever, et le plus tôt possible on les envoie dans leur famille ou à l'hospice des convalescents. Ils deviennent vite capables de marcher et de mener presque la vie d'un enfant normal. Le seul point qui demande une surveillance particulière est la production toujours possible d'escarres. Celles-ci se manifestent de façon très variable ; tantôt par un certain malaise général, accompagné d'un léger mouvement fébrile ; d'autres fois par des douleurs qui empêchent l'enfant de se tenir droit et de marcher, et sont quelquefois reportées à une grande distance du siège de l'escarre ; quelquefois enfin par la suppuration qui imbibe le corset à leur niveau et détermine une mauvaise odeur assez grande pour attirer l'attention.

Pour les petites escarres, il suffit souvent de faire une fenêtre au plâtre et de le panser : les escarres plus grandes nécessitent l'ablation prématurée du plâtre.

Dans les conditions régulières, l'appareil est laissé en place trois mois. On l'enlève alors, et l'enfant est maintenu dans le décubitus dorsal pendant huit ou dix jours. Ce temps est nécessaire pour les soins à donner à la peau. Puis on fait un nouvel appareil, identique au premier, le plus souvent sans anesthésie, en suspendant simplement l'enfant par la tête ; mais rien n'empêche, si on le juge utile, de faire à ce moment un nouvel essai de redressement sous anesthésie.

Après les premiers corsets, la déformation qui a généralement conservé dans le plâtre intégralement la réduction obtenue tend, malgré le décubitus, à se reproduire ou à augmenter dès que l'appareil est enlevé. Mais au bout de la troisième ou quatrième étape, on

voit généralement apparaître des signes de consolidation : la gibbosité ne se reproduit plus ; l'enfant peut
s'asseoir, se lever et marcher, dès que, son plâtre étant
enlevé depuis deux ou trois jours, il a repris l'habitude
de se tenir par l'effort de ses muscles. Cependant il ne
faut pas trop se presser d'admettre la guérison. Celle-ci
doit être confirmée par une période d'observation d'environ trois semaines ou un mois, au cours de laquelle
l'enfant est laissé libre de marcher et de jouer sans
aucun appareil de soutien. Il arrive souvent qu'au bout
de quelques jours on voit l'attitude être moins bonne,
la lassitude plus précoce, la déformation plus visible ;
l'immobilisation doit alors être continuée jusqu'au jour
où l'on constate la persistance indéfinie de tous les
signes de guérison.

Le traitement terminé, il est sage d'imposer pendant
quelques années le port d'un corset tuteur. Cela a été
fait chez tous nos malades. Cette mesure de précaution
a été considérée par plus d'un adversaire du redressement comme un indice du peu de confiance qu'avait le
chirurgien dans la solidité du dos de ses malades ; elle
nous semble cependant très utile, mais nous ne croyons
pas justifiées les suspicions qu'elle a inspirées. C'est une
règle générale en chirurgie orthopédique, qu'après un
redressement quelconque un maintien très prolongé
est nécessaire au bon résultat définitif. Cela est vrai
pour le pied bot, le genu valgum, la coxalgie, etc., etc.,
et à plus forte raison pour le mal de Pott avec ou sans
redressement. Conseiller ce maintien n'implique donc
en aucune manière un doute sur la solidité des résultats
obtenus.

CHAPITRE III

RÉSULTATS ET INDICATIONS

Il ne nous semble pas encore possible de porter un jugement définitif sur le redressement des gibbosités pottiques. En pareille matière, il faut se défier des considérations théoriques et des impressions *à priori :* seuls les faits peuvent inspirer des conclusions stables.

Or les faits publiés jusqu'ici ne sont concluants ni dans un sens ni dans l'autre. Beaucoup ont été publiés prématurément et avec des détails peu précis qui rendent leur comparaison et surtout leur interprétation difficile et périlleuse. Nous ne nous sentons pas l'autorité nécessaire pour entreprendre ce travail. D'autre part, il serait inutile de plébisciter la question en nommant les chirurgiens qui se sont prononcés pour ou contre le redressement.

Nous nous bornerons donc à apporter notre pierre à l'édifice dont un avenir, que nous espérons prochain, verra sans doute l'achèvement, en analysant les résultats des faits que nous relatons à la fin de notre travail.

Nous avons reproduit ou analysé quatorze observations recueillies dans le service de M. Nové-Josserand. Nous nous sommes limité aux cas de gibbosités assez considérables pour justifier un traitement orthopédique dirigé contre elles.

Voici les résultats qui ont été obtenus :

Aucun malade n'est mort du fait de l'intervention ou de ses suites directes.

Deux ont succombé à des accidents de tuberculose aiguë des poumons survenue au cours du traitement. Dans ces deux cas il paraît difficile d'incriminer l'acte du redressement. Chez l'un des malades, âgé de dix-neuf ans, en effet les accidents se sont montrés quatre mois après le redressement et en dehors de toute intervention. Chez l'autre, âgé de deux ans et demi et dont les poumons étaient déjà suspects, l'affection pulmo-monaire est arrivée trois mois après le redressement brusque. Il est possible que l'anesthésie faite deux jours avant pour renouveler le corset ait agi comme cause déterminante, mais l'acte opératoire proprement dit reste hors de cause.

Tous les autres opérés ont bien supporté l'intervention et le traitement consécutif.

Plusieurs dont la santé paraissait chancelante et qui avait même présenté de lésions pulmonaires tempo-raires (obs. IV, IX et X) ont acquis au cours du traitement un état général excellent, et ont fait disparaître les craintes qu'inspirait l'état de leurs poumons.

Aucun de nos malades n'a vu se developper soit après l'intervention, soit au cours du traitement, ni abcès par congestion, ni troubles nerveux.

Par contre deux malades (obs. I et XIV) qui avaient

des suppuration anciennes à peu près taries, ont vu celles-ci reparaître avec une allure aiguë, une fois dès les premiers jours (obs. XIV), l'autre fois au bout d'un mois (obs. I). Toutefois la guérison a été obtenue quand même, mais, dans l'observation XIV, après une suppuration prolongée.

En somme, à part ces abcès et les escarres, encore trop fréquentes, mais qu'on est arrivé à rendre cependant plus rares et moins graves, en perfectionnant comme nous l'avons dit la technique des corsets plâtrés, nous n'avons pas à signaler d'accidents vraiment attribuables au traitement.

Voyons maintenant les résultats. Il faut les envisager au point de vue du traitement du mal de Pott en lui-même, du traitement de la gibbosité (résultat orthopédique), et enfin des troubles nerveux.

Un seul de nos malades (obs. V) paraissait être complètement guéri de son mal de Pott au moment où il est entré à la Charité. Il n'y avait pas de douleurs, la marche était facile, le dos paraissait solide. La tentative de redressement n'a eu aucune influence fâcheuse et n'a pas rallumé cette lésion éteinte.

Tous les autres malades présentaient encore des symptômes douloureux montrant que la lésion tuberculeuse n'avait pas encore achevé son évolution ; chez plusieurs elle était de date relativement récente (3 mois, obs. IX et XI).

Or, chez tous ces malades, le traitement institué a eu pour résultat la guérison du mal de Pott en tant que lésion tuberculeuse en évolution. Nous notons en effet que dans toutes nos observations, à la fin du traitement, les malades ne présentaient plus de douleurs, étaient capables de se tenir droit, de marcher, de sauter sans gêne appréciable.

Au point de vue de la solidité du dos, nous avons noté que chez tous la consolidation était suffisante pour que l'enfant soit en état de marcher, jouer comme un enfant normal sans que les déformations tendent à augmenter. Toutefois les résultats présentent à ce point de vue quelques variations : la plupart de nos malades donnent à la fin du traitement l'impression d'une consolidation très bonne en ce sens qu'il ne paraît pas y avoir de mobilité au niveau de la lésion, la suspension, de même que la pression, ne déterminant pas de modifications des déformations. Une seule d'entre elles (obs. III) a conservé cette mobilité, sa gibbosité ne tend pas à s'accroître, mais elle se réduit presque complètement par la suspension; elle n'est donc pas vraiment consolidée.

Mais en somme, tant au point de vue des douleurs que de la solidité du dos, nos malades se trouvent dans la situation de tous les pottiques dits guéris, quel que soit le traitement employé.

On peut donc admettre que les manœuvres de redressement lorsqu'elles sont faites avec une prudence suffisante, n'agravengt pas le mal de Pott, quel que soit son point d'évolution. Il est même permis de dire que le traitement institué après le redressement influence heureusement cette évolution, puisque la guérison a été obtenue au bout de quatorze à vingt mois ce qui est relativement peu.

Il faudrait se demander maintenant si la résection

des apophyses épineuses avec avivement des lames
exerce une influence sur cette évolution.

A-t-elle pour résultat réel de produire la soudure des
arcs postérieurs et de rendre la guérison plus prompte
et plus complète ?

Les éléments dont nous disposons ne sont pas concluants.

Nous dirons seulement à ce sujet que, d'après nos
observations, les craintes exprimées par quelques chirurgiens d'affaiblir trop le rachis en faisant cette exé-
rèse, ne paraissent pas fondées. Comme la résection
des apophyses épineuses paraît, d'après M. Nové-
Josserand, indispensable dans la plupart des cas pour
permettre l'application d'un corset bien adapté sans
courir trop de risques d'avoir des escarres, nous
croyons qu'on peut conserver ce temps opératoire, en
faisant des réserves sur son efficacité au point de vue
de la consolidation.

Il nous faut rechercher maintenant l'influence du
redressement sur les autres manifestations du mal de
Pott.

Nous n'avons à signaler aucun cas d'abcès déve-
loppé au cours du traitement : celui-ci ne semble donc
pas être une cause bien redoutable d'abcès. Par
contre, lorsque ceux-ci existent déjà, il semble que les
manœuvres de redressement les aggravent sensiblement. Dans deux de nos observations, on voit que des
suppurations pottiques anciennes, qui étaient taries
d'une façon à peu près complète, se sont réchauffées
une fois peu de jours après le redressement, une autre
fois seulement au bout d'un mois.

Cette complication a été assurément sans gravité dans un cas où la suppuration s'est tarie assez rapidement, mais dans l'autre (obs. XIV), l'état général est demeuré mauvais pendant assez longtemps, et l'enfant a couru du fait de son abcès un réel danger ; heureusement tout s'est bien terminé.

Les troubles nerveux semblent, au contraire, influencés d'une façon heureuse par le redressement. Nous n'avons à relater aucun cas de paralysie ou de parésie post-opératoire, et, au contaire, dans trois observations, les troubles nerveux ont été améliorés.

Dans le premier cas (obs. VIII), la parésie avec contracture des hanches en flexion disparut au bout de quatre mois ; dans le second (obs. VI), le malade, qui présentait tout le tableau de la paraplégie spasmodique étendue même aux sphincters, ressentit dès les premiers jours une amélioration qui s'accrut progressivement, jusqu'au jour où il succomba à des lésions pulmonaires.

Il nous reste à envisager maintenant la question des résultats orthopédiques obtenus.

Deux fois, des gibbosités anciennes n'ont pu être réduites (obs. I et V) par des pressions et tractions modérées, et il sembla prudent de ne pas renouveler la tentative.

Dans tous les autres cas, soit 12 sur 14, on put obtenir, au cours des manœuvres, une réduction de la gibbosité. Cette réduction fut sept fois complète ou à peu près complète (obs. III, IX, XI, XII, XIII et XIV), cinq fois elle fut seulement partielle (obs. II, VI, VII, VIII, X).

La réductibilité ne présente qu'une relation assez éloignée avec l'âge de la gibbosité, puisqu'elle a manqué dans l'observation V, où la lésion datait de quatre ans et elle a existé presque complète dans l'obs. IV, où elle datait de huit ans et demi. Cependant, d'une façon générale, la réductibilité est d'autant plus grande que la gibbosité est plus récente, cela se comprend facilement.

Maintenant, dans quelle mesure cette réduction est-elle maintenue? Nous voyons que sur 9 cas dont nous pouvons donner les résultats, il y a une fois état stationnaire (obs. III), trois fois peu d'amélioration (obs. VII, XI, XIV), trois fois une amélioration très sensible (obs. XIII, X, VIII).

Deux fois grande amélioration, on pourrait presque dire guérison de la gibbosité (obs. XII et IX).

Cependant ces résultats visant le seul point de l'état de la gibbosité elle-même ne donnent pas l'expression exacte de la vérité. En effet, le redressement forcé, en outre de son action sur la gibbosité elle-même, agit d'une façon très utile au point de vue de la statique et de la forme du corps, en déterminant des courbures de compensation qui rétablissent le mieux possible la verticalité du rachis, donnent aux petits malades une meilleure attitude, et rendent plus facile la dissimulation de ce qui reste de la bosse sous les vêtements.

Il reste, bien entendu, à voir ce que ces résultats deviendront dans la suite. Il est nécessaire qu'ils aient subi l'épreuve du temps pour pouvoir être considérés comme définitifs. Nous ferons cependant remarquer que la consolidation n'a été admise qu'à la suite d'une période d'observation assez longue, pendant laquelle les enfants, libres de tout appareil, étaient laissés libres de courir et de jouer avec leurs camarades. Nous en avons revu plusieurs, au bout de trois ou quatre mois, conservant tout le bénéfice acquis au cours du traitement.

Nous avons donc bon espoir sur l'avenir de nos petits malades ; la plupart d'entre eux sont en ce moment à Giens ; il ne nous a donc pas été possible de les revoir récemment, mais les nouvelles qu'on nous en a données sont satisfaisantes.

En résumant ces résultats, nous voyons donc que le redressement des gibbosités pottiques non ankylosées n'est pas une intervention grave, lorsqu'il est fait avec une certaine prudence chez des malades dont les poumons sont sains et qui n'ont pas d'abcès ;

Que ce redressement ne paraît pas avoir une influence défavorable sur l'évolution de la tuberculose vertébrale, peut-être même favoriserait-il dans une certaine mesure la rétrocession des troubles nerveux pottiques ;

Que le traitement consécutif au redressement agit d'une façon satisfaisante en tant que traitement du mal de Pott lui-même ;

Que, enfin, ce redressement a pour résultat, dans la majorité des cas, une amélioration sensible de l'attitude et de la forme du corps, et une diminution de la gibbosité, qui peut aller, rarement il est vrai, jusqu'à l'effacement presque complet de cette dernière.

Dans ces conditions, il nous semble que ce redressement peut être conservé, non pas peut-être sous la

forme exclusive de traitement de la gibbosité pottique
envisagée seule, sous laquelle on l'avait présenté au
début, mais plutôt comme un accessoire du traitement
du mal de Pott.

Nous terminerons donc en formulant quelques indications :

D'abord ce redressement ne peut être tenté que chez
les malades dont la santé générale est au moins pas-
sable, qui ont un cœur et des poumons sains, et qui
n'ont pas d'abcès récents ou anciens. Des observations
plus récentes que celles sur lesquelles nous nous
appuyons semblent toutefois montrer que les abcès
non fistulisés, guéris depuis plus de six mois à la suite
de ponctions et d'injections iodoformées ne sont pas
une contre-indication formelle. L'existence de troubles
nerveux devrait plutôt engager à intervenir.

Au point de vue de la gibbosité elle-même, il faut
tenir compte du siège, de la forme et de l'âge de la
déformation.

Nos observations se rapportent presque toutes à des
gibbosités dorsales. Nous ne notons que deux gibbosités lombaire. C'est que ces dernières restent en général assez petites pour ne pas nécessiter un traitement
dirigé contre elles seules, et qu'elles sont plus faciles à
dissimuler que celles de la région dorsale.

Quant aux gibbosités cervicales, nous n'en possédons
aucune observation. M. Nové-Josserand préfère les traiter par l'extension continue sur le plan incliné, qui donne
d'ailleurs des résultats assez satisfaisants ; il pense que
dans cette région le redressement forcé serait plus dangereux et ses résultats plus problématiques qu'ailleurs.

La forme de la gibbosité n'a pas grande importance, il semble pourtant que les gibbosités angulaires se redressent plus facilement, mais sont aussi plus difficiles à maintenir et à faire consolider que les gibbosités arrondies, comprenant un grand nombre de vertèbres.

L'âge de la lésion semble par contre devoir être pris en très sérieuse considération.

Ceux qui pratiquent le redressement sont généralement d'avis de traiter seulement des bosses vieilles de moins de quatre ans. Cette limite paraît correspondre en effet à la moyenne des cas, toutefois elle ne saurait donner des indications absolues. Nous voyons en effet, dans nos observations, qu'une gibbosité vieille de plus de huit ans s'est réduite presque complètement, tandis que des gibbosités datant d'un an et demi, deux ans, n'ont pu être réduites qu'en partie. La notion de ce que l'on peut obtenir ne peut être acquise que pendant l'anesthésie, lorsqu'on essaie la réduction, et, dans les cas douteux, il paraît en somme plus prudent de se fier uniquement à ce critérium.

Reste enfin la question de l'âge du malade. Nous n'avons qu'une observation d'enfant au-dessous de trois ans. Elle est morte de broncho-pneumonie. Si l'on rapproche ce fait de ceux observés par Phocas Meyer, où des redressements faits sur des enfants au-dessous de trois ans ont donné de mauvais résultats, on aura de la tendance à le déconseiller chez les jeunes enfants.

La limite supérieure est plus difficile à déterminer exactement. Il faut considérer en effet surtout le développement physique et le poids, éléments sujets à de très grandes variations.

L'expérience de notre garçon de dix-neuf ans, grand et fort, chez qui le corset forcément un peu lourd détermina bientôt des escarres, est peu encourageante. Cependant nous connaissons des cas où, même chez des adultes, de grands corsets plâtrés furent bien tolérés. A ce point de vue, la question peut donc être réservée.

Mais il faut tenir compte d'un autre élément. Le redressement forcé demande beaucoup à l'élasticité des tissus, et l'amélioration qui en résulte est due en partie à la souplesse du rachis. Il y a donc peu de chose à attendre des redressements faits passé l'époque de la croissance, c'est-à-dire après quinze ans en moyenne. Toutefois, nous ne pensons pas que cette question d'âge soit une contradiction absolue.

CHAPITRE IV

OBSERVATIONS

OBSERVATION I (résumée).

M... A..., douze ans. Pas d'antécédents héréditaires. Le mal
de Pott date de l'âge de six ans. Corsets plâtrés à plusieurs
reprises, deux abcès par congestion, l'un est guéri, l'autre laisse
persister une petite fistule au niveau du petit trochanter. Sup -
puration à peu près complètement tarie depuis un an.

Gibbosité volumineuse, légèrement arrondie, à sommet au
niveau des huitième et neuvième vertèbres dorsales, occupant
sept à huit vertèbres. Léger degré de scoliose dorsale à convexité
gauche. Thorax globuleux, le sternum et l'extrémité antérieure
des côtes sont projetés en avant. Pas de troubles nerveux, pas
de douleurs spontanées ou provoquées.

26 novembre 1898. — Redressement partiel, sans résection
des apophyses épineuses, corset plâtré, suites simples.

6 janvier 1899. — L'enfant présente de la température (39°5
à 40 degrés) malaise général, sur le trajet des anciennes fistules
deux énormes abcès se sont reformés : on les draine.

La suppuration a diminué peu à peu, au bout d'un mois et
demi à deux mois, l'enfant est revenu à son état antérieur.

OBSERVATION II (résumée).

S... Marie, deux ans et demi. Mal de Pott, gibbosité apparue
depuis trois [mois, volumineuse, angulaire, à sommet situé au

niveau de la neuvième dorsale. Phénomènes douloureux peu marqués, ne se tient pas droite, s'appuie sur les bras. Pas de troubles nerveux, pas d'abcès.

Etat général médiocre. Tendance à l'oppression et à la cyanose. Cependant l'auscultation ne révèle qu'un peu d'obscurité au niveau du sommet gauche.

5 juillet 1898. — Résection de cinq apophyses épineuses. Réduction facile. Grand appareil plâtré, suites simples.

2 septembre. — L'appareil est renouvelé sous anesthésie. Deux jours après cyanose avec fièvre, marque le début d'une broncho-pneumonie suivie de mort au bout de quelques jours.

OBSERVATION III (résumée).

N... Germaine, quatre ans. Pas de renseignements sur le début de l'affection. Mal de Pott, gibbosité angulaire, ayant son sommet à la neuvième dorsale, assez volumineuse. La lésion est encore en évolution : l'enfant se tient à peine assise et souffre. Pas d'abcès, pas de troubles nerveux.

4 janvier 1898. — Redressement facile, sans résection des apophyses.

21 juin 1898. — On fait la résection de cinq apophyses au niveau de la gibbosité.

Depuis ce moment elle a été constamment immobilisée dans des appareils plâtrés renouvelés tous les trois mois.

Au mois de septembre 1899, on l'a mise en observation en la laissant aller sans soutien. L'état général est excellent, l'enfant marche bien, saute, ne souffre absolument pas, mais la gibbosité s'est reproduite à peu près complètement. La consolidation n'est donc pas obtenue.

On l'a remise en corset plâtré le 21 novembre.

Deux mois après elle a contracté la rougeole, qui a nécessité l'ablation prématurée du plâtre. La gibbosité s'est reproduite.

OBSERVATION IV (résumée).

F... Marguerite, onze ans et demi, mal de Pott depuis l'âge de vingt deux mois. A porté un corset feutré pendant deux ans, puis immobilisée quinze mois dans une gouttière. Depuis elle a porté constamment un corset orthopédique. Depuis un an, la gibbosité s'est fortement accrue sans que l'enfant ait cessé de marcher ni présenté des douleurs en rapport avec une récidive de son mal de Pott.

Gibbosité considérable, comprenant sept vertèbres, à sommet légèrement arrondi, correspondant à la onzième dorsale. Légère scoliose à convexité droite. Déformation assez grande du thorax, le sternum et les côtes sont projetés en avant, les dernières côtes viennent au contact des crêtes iliaques.

Pas de troubles nerveux. Pas d'abcès.

27 juillet. — En raison de l'état douteux des poumons, on applique un appareil plâtré sans chercher à réduire.

3o octobre 1899. — Sous anesthésie, résection des apophyses épineuses et on obtient assez facilement une réduction presque complète.

La malade est encore en traitement.

OBSERVATION V (résumée).

R... L...., sept ans et demi. Mal de Pott remontant à l'âge de trois ans, actuellement guéri avec une très volumineuse gibbosité dorsale, angulaire, ayant son sommet au niveau de la huitième dorsale. Pas d'abcès. Pas de troubles nerveux.

La tentative de redressement ne donne aucun résultat. Elle est arrêtée à la limite des pressions et tractions raisonnables. Cette tentative n'a aucune suite fâcheuse.

OBSERVATION VI (résumée).

C..., Claude, dix-neuf ans.Mal de Pott depuis un an. Gibbosité dorsale supérieure à grande courbure. Paraplégie complète avec troubles urinaires. Crampes. Exagération des réflexes. Trépidation épileptoïde. Anesthésie.

Résection de quatre apophyses épineuses. Redressement assez facile et presque complet.

Le corset ne peut être toléré plus de deux mois, il a occasionné des escarres volumineuses sur .es crêtes iliaques. Malade dès lors immobilisé en gouttière.

Amélioration des troubles nerveux ayant coïncidé manifestement avec le redressement. Dès les premiers jours, le malade sentait mieux ses jambes et avait retrouvé en partie la sensibilité douloureuse et thermique. Au bout de quelques semaines, les mouvements volontaires commençaient à revenir et les troubles urinaires avaient disparu.

Quatre mois après le redressement, broncho-pneumonie tuberculeuse qui entraîna la mort au bout de trois mois.

OBSERVATION VII (résumée).

B..., Joseph, six ans. Mal de Pott datant de quinze mois, en évolution. Gibbosité arrondie, étendue de la huitième dorsale à la deuxième lombaire, courbure de compensation lombaire assez marquée. Pas d'abcès, pas de troubles nerveux.

10 décembre 1897. — Réduction de la gibbosité avec pression et traction combinées, sans résection des apophyses. Celle-ci fut pratiquée seulement au mois de juin suivant.

Rien à signaler dans le traitement, si ce n'est des escarres répétées au niveau de la gibbosité.

Consolidation complète en octobre 1899, soit au bout de

vingt mois. Faible diminution de la gibbosité. Résultat maintenu en février 1900.

OBSERVATION VIII (résumée) (planche I).

L..., Antoinette, six ans et demi. Mal de Pott remontant à un an et demi. Double gibbosité, l'une dorsale arrondie ayant son sommet au niveau de la septième dorsale et comprenant quatre à cinq vertèbres ; l'autre, lombaire arrondie, sommet à la première lombaire, contracture des membres inférieurs en flexion légère. Réflexes rotuliens abolis. Pas d'abcès.

Résection des apophyses épineuses et redressement simultané des deux gibbosités, le 16 août 1898.

Amélioration progressive des troubles nerveux.

17 juin 1899. — On note que l'enfant marche bien et que l'attitude vicieuse des jambes a disparu.

Consolidation en novembre 1899, soit au bout de quinze mois. Bon état général. Pas de troubles nerveux. La gibbosité inférieure est à peu près complètement effacée ; la gibbosité supérieure est considérablement réduite.

OBSERVATION IX (planche II).

Mal de Pott en évolution. — Gibbosité dorsale moyenne, angulaire. — Redressement. — Consolidation au bout de quatre mois. — Diminution notable de la gibbosité.

F..., Jeanne, trois ans et demi. Une sœur morte de péritonite tuberculeuse. Pas d'autre antécédent personnel que la coqueluche.

Les renseignements qu'on a sur son compte sont peu précis. On sait seulement qu'elle est malade depuis trois mois. Un

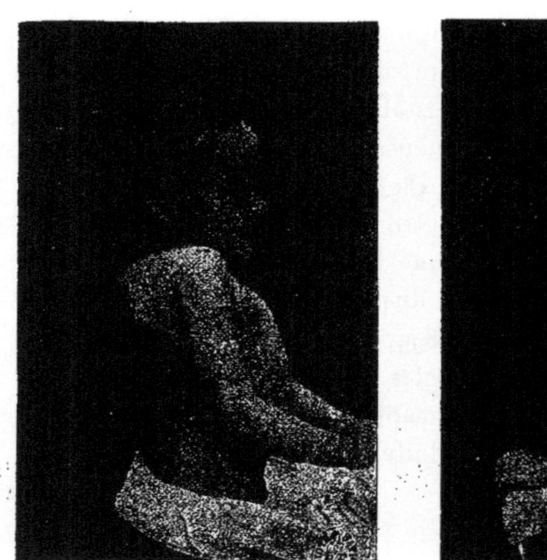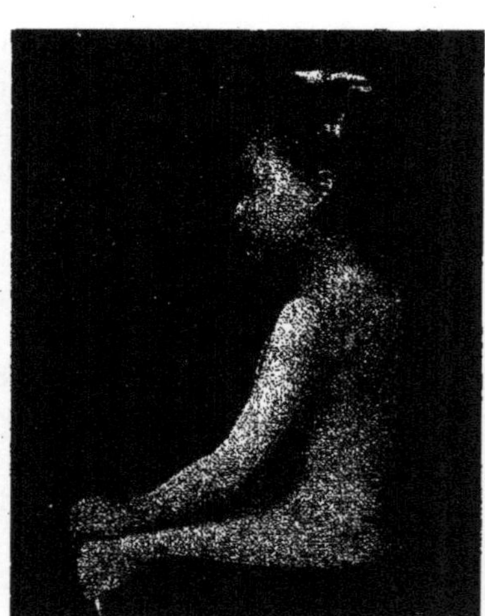

PLANCHE I. — OBSERVATION VIII.

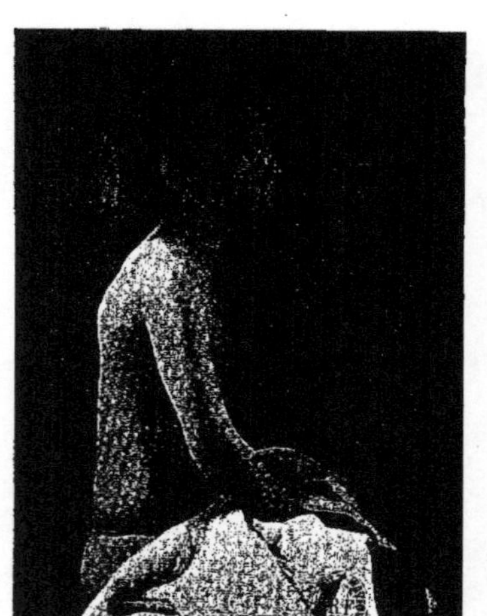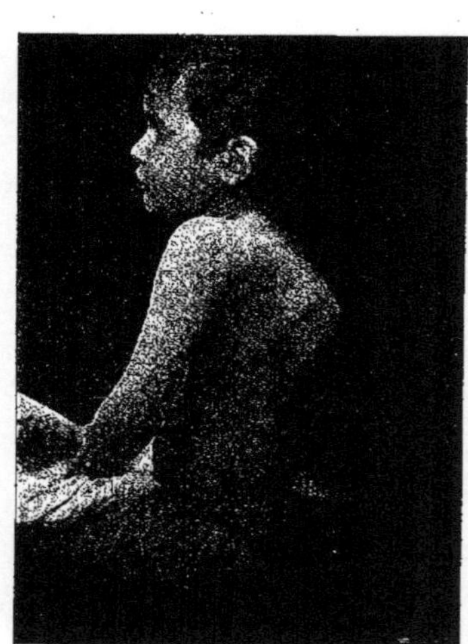

Planche II. — Observation IX.

corset plâtré lui a été appliqué en ville, mais il a dû être enlevé à cause des escarres.

A son entrée à la Charité, le 23 octobre 1898, l'enfant a déjà une gibbosité dorsale angulaire assez prononcée et des signes de mal de Pott en évolution : douleur à la pression directe sur la gibbosité et à la pression indirecte sur les épaules. Elle peut encore se tenir debout et marcher, mais elle cherche vite à s'appuyer sur son siège ou des objets environnants.

Pas d'abcès, pas de troubles nerveux. A l'examen du poumon on trouve à la sous-clavicule droite de la matité avec des craquement et du retentissement de la toux. L'enfant est pâle, ne mange pas.

On fait un corset plâtré, sans aucune manœuvre de redressement. L'enfant est envoyée à la campagne. Elle revient au bout de trois mois.

2 février 1899. — L'état général est bien meilleur. L'auscultation des poumons est négative.

Les phénomènes douloureux sont moins accentués : cependant les mouvements déterminent encore une douleur irradiée dans le flanc droit.

L'enfant se tient debout et marche, mais elle se fatigue très vite.

Le thorax incline légèrement à gauche.

On note une gibbosité angulaire qui a son sommet au niveau de la huitième dorsale et fait une saillie assez forte,

Pas de courbures de compensation.

14 février. — Résection de six apophyses épineuses.

Redressement facile et complet par simple pression sur la gibbosité, sans qu'il soit nécessaire de faire de traction. Cette réduction s'accompagne de quelques petits craquements.

Les corsets plâtrés furent renouvelés sans incident tous les trois mois ; le dernier fut enlevé le 26 avril 1900. On note alors l'état suivant :

Les douleurs n'existent plus.

L'enfant se tient droite, marche, saute sans douleur. Son dos paraît solide. La déformation du dos ne tend pas à augmenter au bout de plusieurs jours d'observation.

L'enfant se tient bien droite, mais garde toujours une légère tendance à s'incliner à gauche. La gibbosité est réduite à une légère saillie arrondie qui est à peine plus accentuée que la cyphose normale. Pas de courbure de compensation.

L'enfant est encore actuellement dans le service où elle a subi une cure radicale de hernie.

OBSERVATION X (planche III).

Mal de Pott en évolution, datant d'un an et demi. — Gibbosité arrondie, volumineuse de la région dorsale supérieure. — Troubles nerveux. — Redressement. — Consolidation au bout de dix-sept mois. — Disparition des troubles nerveux. — Diminution notable de la gibbosité. — Guérie depuis trois mois.

Jeanne Ch..., quatre ans. Sans antécédents héréditaires connus.

Début il y a un an et demi.

Entre dans le service le 8 décembre 1897, venant d'un service de médecin où elle a été soignée pour une bronchite suspecte. Il persite encore quelques râles disséminés et des craquements au sommet gauche.

En raison de l'état des poumons, on se borne à appliquer un corset plâtré, avec lequel l'enfant fait un séjour de trois mois à Longchêne.

Elle revient dans le service le 23 mai; l'état général s'est amélioré, les poumons ne présentent plus de lésions. L'état est le suivant :

Au dos, gibbosité arrondie à grande courbure, qui s'étend de la première dorsale à la dixième dorsale.

Pas de courbures de compensation.

Pas de phénomènes douloureux bien nets.

Pas d'abcès.

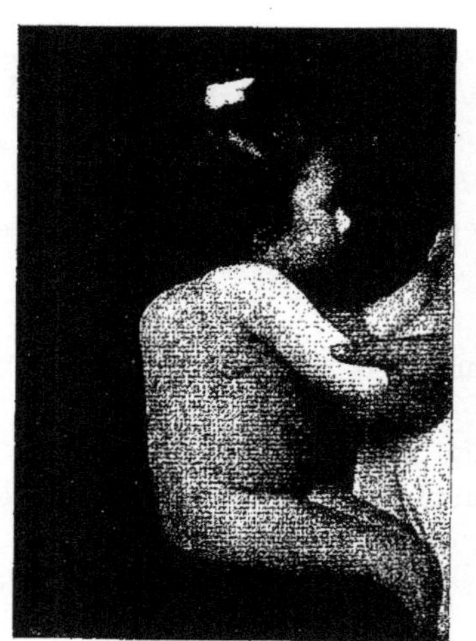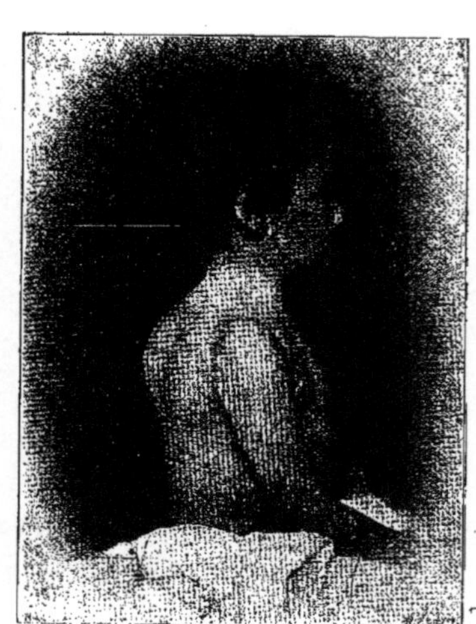

PLANCHE III. — OBSERVATION X.

Parésie des membres inférieurs, ne permettant pas la station debout. Pas de contractures.

Les réflexes sont un peu exagérés.

21 juin 1898. — Résection de cinq apophyses épineuses au niveau de la gibbosité. Manœuvres de redressement par pressions et tractions combinées; produisent une réduction sensible, mais non complète de la gibbosité. Grand appareil plâtré.

Petite escarre au menton dès le lendemain.

Les corsets plâtrés sont renouvelés le 21 août et le 4 novembre, en faisant chaque fois des manœuvres de redressement.

15 décembre 1898. — L'enfant revient de Longchêne avec un petit abcès. Elle peut maintenant se tenir droite et marcher une heure sans fatigue.

L'immobilisation en appareil plâtré est continuée jusqu'au mois de novembre 1899. A ce moment, l'enfant, gardée pendant plus d'un mois en observation, paraît être guérie. Elle reste levée et joue toute la journée sans l'aide d'aucun appareil : elle marche bien, saute, court sans souffrir, la parésie des membres inférieurs a donc complètement disparu.

Le dos paraît solide et ne montre aucune tendance à se déformer davantage. Il présente encore au niveau des premières vertèbres dorsales une gibbosité arrondie assez volumineuse, mais cependant moindre qu'au début. De plus, l'attitude générale est considérablement améliorée. L'enfant se tient plus droite, le cou et les épaules se sont dégagés.

L'état général est excellent, on note cependant toujours une certaine disposition à la toux et à l'oppression.

L'enfant est envoyée à Giens au mois de février 1900. Elle est donc restée trois mois sans corset plâtré et a conservé l'amélioration acquise au cours du traitement.

OBSERVATION XI (planche IV).

*Mal de Pott en évolution. — Gibbosité datant de trois mois.
Redressement. — Consolidation au bout de dix-neuf mois. —
Légère diminution de la gibbosité.*

Jeanne V..., sept ans et demi. Père probablement bacillaire.

Elle aurait souffert du dos depuis une chute faite à l'âge de
quatre ans, et suivie peu de temps après d'accidents pulmonaires
(bronchite avec expectoration sanguinolente). Sur les conseils
d'un médecin, elle resta couchée six mois sur un lit dur, et fut
améliorée.

Il y a six mois, les douleurs reparurent. Depuis trois mois, à
la suite d'une nouvelle chute, on a remarqué que l'enfant se
tenait mal, inclinant fortement le haut du corps à gauche, et
l'on a vu en même temps apparaître une gibbosité qui n'a cessé
de s'accroître.

A l'entrée à la Charité, le 23 juin 1898, l'enfant pouvait se
tenir debout et marcher, mais elle éprouvait des douleurs assez
vives dans le dos et dans la fosse iliaque droite, par la pression
directe sur la région malade, et indirecte sur les épaules et le
dos.

L'examen du dos montre une scoliose dorsale supérieure, à
convexité gauche, compensée par une courbure lombaire à convexité droite. Il existe une gibbosité dont le sommet en plateau
est constitué par les apophyses épineuses des 10e, 11e et 12e dorsales. La 11e est sensiblement déviée à gauche.

Légère courbure de compensation.

Pas d'abcès.

Pas de troubles nerveux autres qu'une abolition complète des
réflexes rotuliens.

Bon état général. Poumons sains.

2 juillet 1898. — Résection de cinq apophyses épineuses au
sommet de la gibbosité. Le redressement est facile et à peu près

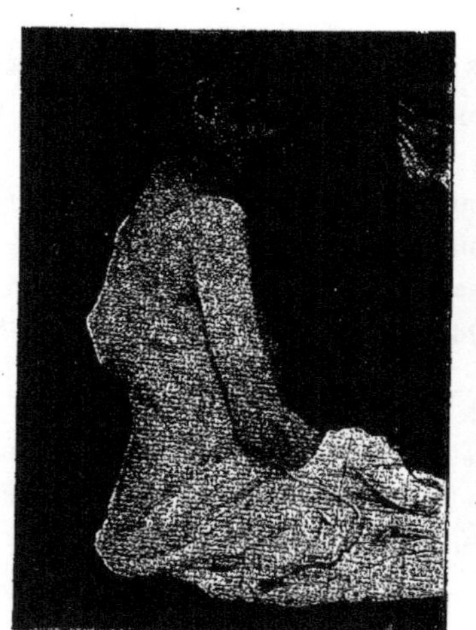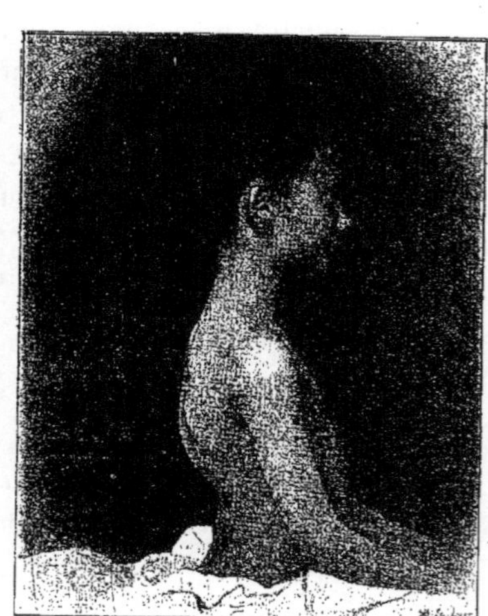

Planche IV. — Observation XI.

complet. Grand appareil plâtré, aucun accident post-opératoire.

Le corset est ensuite renouvelé le 31 octobre, puis le 3 janvier. A cette dernière date, on pratique la résection complémentaire d'une apophyse épineuse dont la saillie au niveau de la partie supérieure de la cicatrice faisait craindre une escarre.

L'enfant revient de Longchêne le 7 février : elle vient d'avoir la grippe et présente une petite escarre du dos qui a déterminé une adénite suppurée à l'aisselle gauche.

Le corset plâtré fut renouvelé encore trois fois et enlevé définitivement en février 1900. L'état était alors le suivant. :

Bon état général. — Le mal de Pott paraît guéri, l'enfant peut marcher, courir, sauter sans douleur. Laissée en observation sans aucun appareil, la déformation de son dos n'a pas de tendance à augmenter. L'enfant peut être levée et jouer tout le jour sans être lasse. Elle a cependant une attitude un peu défectueuse, et montre toujours une certaine tendance à se pencher du côté gauche.

Au point de vue orthopédique, on ne constate pas de diminution bien évidente de la gibbosité. Celle-ci paraît un peu moins considérable à cause de sa forme arrondie, et aussi parce que le dos a grandi, surtout dans sa partie cervicale qui est devenue très longue, tandis que la courbure de compensation lombaire s'est un peu exagérée. Mais si l'attitude générale du sujet a été un peu améliorée, cela ne paraît pas être dû à une diminution de la dose elle-même.

OBSERVATION XII (planche V)

Mal de Pott datant de deux ans. — En évolution. — Volumineuse gibbosité dorsale angulaire non ankylosée. — Redressement. Consolidation au bout de dix-huit mois. — Disparition presque complète de la gibbosité.

C... Jean, neuf ans.

Pas d'autre maladie antérieure que la coqueluche.

Il y a deux ans, on vit paraître une gibbosité dorsale qui s'accrut assez rapidement et grossit encore.

Entré à la Charité le 11 août 1898 avec les symptômes suivants :

Pas de douleurs spontanées : l'enfant peut marcher sans peine, mais la douleur est provoquée par la pression directe sur la gibbosité ou indirecte sur la tête et les épaules.

Il existe une gibbosité volumineuse, angulaire, dont le sommet correspond à la huitième dorsale, sans courbure de compensation lombaire.

La tête et le cou sont projetés en avant. La gibbosité se poursuit jusqu'au niveau de la nuque, dont elle est séparée par un sillon étroit.

Pas d'abcès. Pas de troubles nerveux.

L'état général est médiocre. L'enfant est très amaigri, présente des paquets ganglionnaires assez volumineux dans la région cervicale et dans les fosses iliaques. Cependant les poumons sont indemnes.

20 août 1898. — Résection de six apophyses épineuses sur la partie la plus saillante de la gibbosité. Réduction assez facile par pressions et tractions combinées. Grand appareil plâtré.

19 octobre. — Le plâtre est enlevé. On constate une petite escarre sur la partie la plus saillante du dos. Nouveau plâtre.

15 décembre. — L'enfant revient de Longchêne avec une nouvelle escarre dorsale. La gibbosité est bien réduite ; il ne persiste qu'un peu de dos rond. Mais au bout de quelques jours, on note une tendance de la déformation à se reproduire. L'enfant est couché sur un plan incliné avec suspension cervicale jusqu'à la guérison de l'escarre.

6 janvier 1899. — Sous anesthésie, on redresse la gibbosité par pression directe. Cette opération s'accompagne de quelques craquements dont un assez fort. Grand corset plâtré.

Les corsets sont ensuite renouvelés tous les trois mois sans incident notable.

Au mois de novembre 1899, l'enfant fut laissé quelques jours en observation sans soutien. Il était capable déjà de rester levé

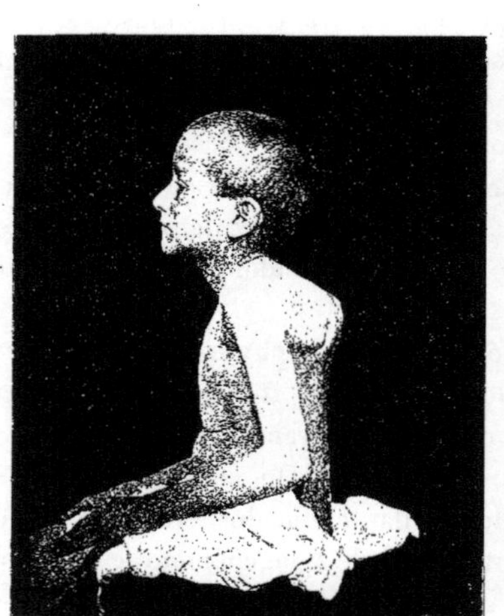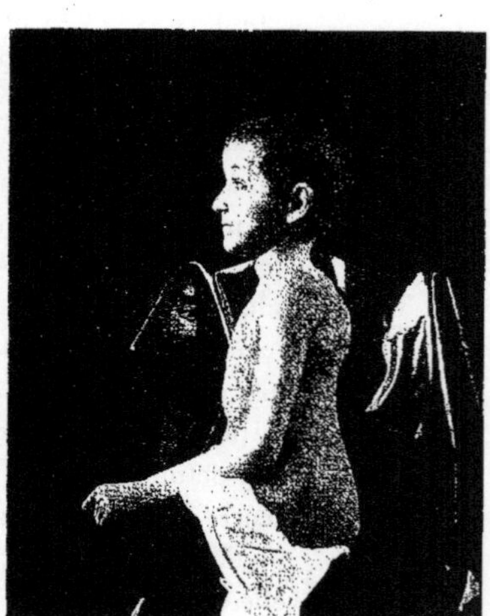

PLANCHE V. — OBSERVATION XII.

toute la journée sans fatigue, de marcher, courir et sauter ; mais il persistait une raideur anormale du dos et celui-ci ne paraissait pas encore très solide. On appliqua donc un dernier corset qui fut laissé en place jusqu'en février 1900.

A ce moment, l'enfant put être considéré comme guéri. Gardé en observation pendant près d'un mois, il présenta pendant les premiers jours une raideur assez considérable de la colonne cervicale ; celle-ci s'atténua ensuite puis disparut à peu près complètement. Le dos paraît bien solide. L'enfant peut courir, sauter sans hésitation, et la légère déformation qui persiste n'a aucune tendance à s'accroître.

Il quitte le service, en mars muni d'un corset orthopédique léger. Son état est alors le suivant :

Très bon état général.

L'enfant se tient droit et ne mérite vraiment plus le nom de gibbeux.

Ce redressement est dû en partie à la formation de légères courbures de compensation cervicale et lombaire, mais il est obtenu aussi par un effacement considérable de la gibbosité, qui n'est plus représentée que par une saillie arrondie de la région dorsale moyenne, assez faible pour mériter plutôt le nom de dos rond que celui de véritable bosse. Le thorax n'est pas déformé. La consolidation paraît complète.

OBSERVATION XIII (planche VI).

Mal de Pott datant de deux ans. — Encore en évolution. — Volumineuse gibbosité dorsale, angulaire, non ankylosée. — Redressement. — Consolidation au bout de quatorze mois. — Gibbosité réduite de moitié. — Résultat maintenu depuis plus de trois mois.

G... Léa. Pas d'antécédents héréditaires.

Rougeole, puis scarlatine à cinq ans et demi.

Il y a deux ans, l'enfant ressentit des douleurs abdominales ;

en même temps apparût la gibbosité, qui s'accrut rapidement malgré l'application de trois corsets plâtrés.

Elle entre à la Charité le 22 juin 1898. Son état est alors le suivant :

Santé générale bonne. L'enfant peut se tenir debout et assise sans soutien ; elle marche mais se fatigue très vite.

Les douleurs spontanées sont surtout accusées au niveau de l'hypocondre droit : elles sont exagérées par la pression sur la gibbosité, la tête et les épaules.

Il existe une volumineuse gibbosité dorsale, qui a son sommet au-dessus de la dixième dorsale et figure un angle qui se rapproche beaucoup de l'angle droit. Petit lipome au niveau du sommet.

Forte courbure de compensation lombaire, déterminant une ensellure très marquée lorsque l'enfant est debout. Dans la région cervicale il n'y a aucune courbure de compensation, la tête et le cou sont totalement projetés en avant.

Pas d'abcès.

Pas de troubles nerveux, sauf une légère exagération des réflexes rotuliens.

1er juillet 1898. — Résection sous-périostée de six apophyses épineuses au niveau de la partie la plus saillante de la gibbosité. La rugination est poursuivie jusque sur les lames vertébrales pour exciter leur périoste et solliciter leur soudure. Redressement par tractions et pressions combinées : il se fait assez facilement et d'une façon presque complète. Grand appareil plâtré.

22 août. — Le plâtre est enlevé. Petite escarre dorsale. L'enfant est maintenue couchée jusqu'au 25 septembre. A ce moment nouveau plâtre en suspension verticale.

25 novembre. — L'enfant revient de Longchêne avec des escarres au menton. Leur guérison complète demande environ un mois, pendant lequel la gibbosité se reproduit en partie.

6 janvier. — Sous anesthésie on fait un nouveau redressement qui est obtenu facilement. Grand appareil plâtré, laissé en place jusqu'au 18 mai. On note à ce moment que l'état général est excellent : l'enfant peut se tenir droite, sans appui,

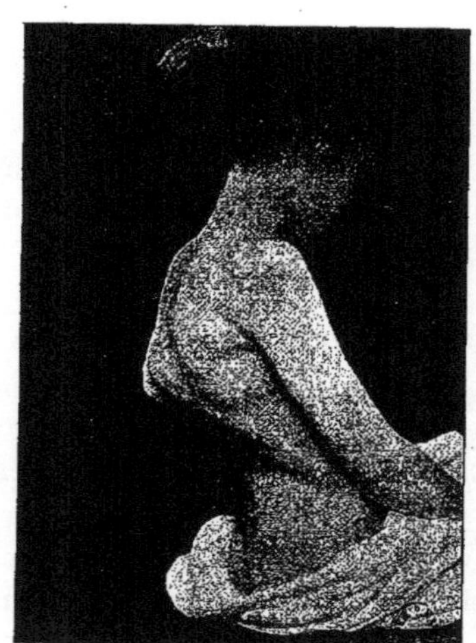 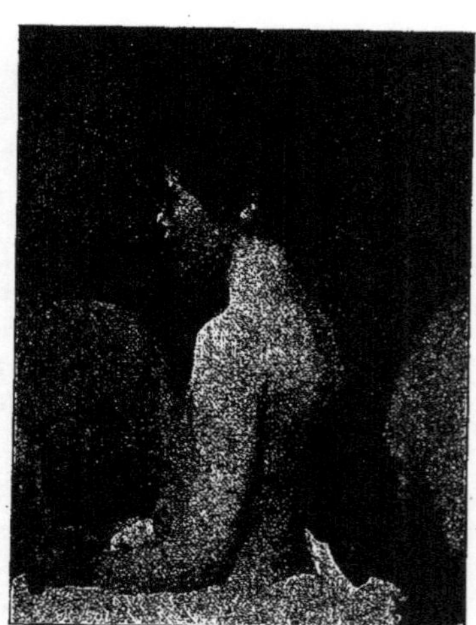

PLANCHE VI. — OBSERVATION XIII.

marcher, sauter. Mais dans les jours suivants on voit que l'enfant marche moins bien et que la gibbosité tend encore à augmenter.

25 mai. — En suspension verticale. Grand appareil plâtré qui est laissé en place jusqu'en septembre. A ce moment l'enfant paraît guérie. Elle marche, court, saute sans éprouver aucune douleur, une observation de quinze jours environ pendant lesquels l'enfant va et vient librement sans aucun appareil, montre que la consolidation du dos est suffisante. On fait faire un léger corset orthopédique de soutien, avec lequel elle quitte l'hôpital.

Janvier 1900. — L'enfant est revue avant son départ pour Hières. La gibbosité est demeurée stationnaire, le résultat paraît donc être définitivement acquis.

Au point de vue orthopédique ce résultat est le suivant :

L'attitude générale est très considérablement améliorée. Au lieu de se tenir courbée en avant, l'enfant maintenant se tient droite, cette amélioration est due en partie aux courbures de compensation cervicale et lombaire, cette dernière persiste quoique moindre qu'au début du traitement. Mais il y a de plus une diminution très sensible de la gibbosité qui, notablement moins saillante, présente une forme arrondie et se trouve facilement masquée par les vêtements.

OBSERVATION XIV

B... A..., cinq ans. On ne sait rien sur ses antécédents, si ce n'est que le mal de Pott remonte à l'âge de quatre ans. La gibbosité, assez peu volumineuse, occupe la région lombaire (4 premières v. lomb.) ; elle est légèrement angulaire. Abcès par congestion à la face supéro-interne de la cuisse gauche, ponctionné en juin 1897, puis fistulisé.

19 novembre 1897. — Redressement à peu près complet sous anesthésie, sans résection des apophyses épineuses. Corset plâtré.

21 novembre. — La température = 39° 5, malaise général, vomissements. Au niveau du trajet de l'ancien abcès, un nouveau s'est formé rapidement, qui est ouvert et drainé.

28 janvier 1898. — Escarre au niveau de la gibbosité, ayant obligé à couper le plâtre, l'état général s'est un peu amélioré, mais la fistule suppure toujours abondamment, la gibbosité s'est reproduite en partie.

11 février. — On fait un corset plâtré sans nouvelles manœuvres de redressement.

1er juin. — L'état général est mauvais malgré un séjour à la campagne, la suppuration toujours abondante au point de nécessiter un pansement quotidien. Hémiparésie du membre inférieur gauche. L'enfant ne se tient pas debout; si on essaye de le faire marcher ou sauter, douleurs assez vives. On refait néanmoins un corset plâtré. Séjour à la campagne. Le corset plâtré est refait en septembre.

13 janvier 1899. — Très bon état général, les fistules sont taries; l'hémiparésie a disparu, la marche, le saut sont observés, possibles sans douleurs.

18 janvier 1899. — On refait un nouveau corset plâtré en cherchant à réduire autant que possible la gibbosité.

23 avril 1899. — La petite fille est considérée comme guérie, il ne reste ni douleurs, ni troubles nerveux, ni traces d'abcès. L'état général est excellent, la marche possible, toute la journée sans fatigue. Effacement presque complet de la gibbosité.

Corset orthopédique.

CONCLUSIONS

Les 14 observations que nous avons rapportées et commentées nous permettent de dire :

I. Que le redressement brusque des gibbosités pottiques n'est pas une opération grave, lorsqu'il est pratiqué avec prudence, et limité à ce qui peut être obtenu facilement dans les cas où la gibbosité n'est pas ankylosée, où il n'existe ni lésions pulmonaires ou cardiaques ni abcès.

II. Que cette intervention n'exerce pas d'action fâcheuse sur l'évolution de la tuberculose vertébrale en ce qui concerne soit les manifestations tuberculeuses à distance, soit les abcès, soit la consolidation du rachis et de la guérison du processus tuberculeux. Les troubles nerveux semblent plutôt améliorés par le redressement.

III. Au point de vue des résultats orthopédiques, d'une façon générale, le redressement améliore la situation des malades ; toutefois la disparition complète ou presque complète de la gibbosité n'est obtenue que dans un nombre de cas assez restreint. L'amélioration résulte :

a) De la diminution de la gibbosité.

b) De la création de courbures de compensation qui améliorent la forme générale du corps et rendent la déformation moins visible et moins disgracieuse.

Toutefois, nous devons faire des réserves au point de vue des résultats éloignés, car nous n'avons pas pu suivre nos malades au delà de quatre mois après leur guérison.

IV. Dans ces conditions, le redressement qui reste innocent, dont le traitement consécutif se confond avec celui du mal de Pott lui-même, peut être conservé puisqu'il permet d'obtenir une amélioration sensible.

Lyon. — Imp. A. Rey, 4, rue Gentil. 23596.